DES

DYSPEPSIES CONSTITUTIONNELLES

ET DE LEUR TRAITEMENT

PAR LES EAUX SULFUREUSES

PAR

LE D' SÉNAC-LAGRANGE

Ancien interne des hôpitaux de Paris
Membre de la Société d'hydrologie médicale
Médecin-consultant aux eaux de Cauterets

———

PARIS

A. DELAHAYE ET E. LECROSNIER

2, PLACE DE L'ÉCOLE-DE-MÉDECINE, 2

—

1882

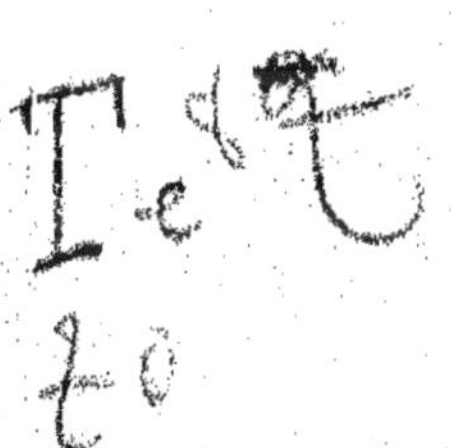

DES

DYSPEPSIES CONSTITUTIONNELLES

ET DE LEUR TRAITEMENT

PAR LES EAUX SULFUREUSES

PAR

LE D' SÉNAC-LAGRANGE

Ancien interne des hôpitaux de Paris
Membre de la Société d'hydrologie médicale
Médecin-consultant aux eaux de Cauterets

PARIS

A. DELAHAYE ET E. LECROSNIER

2, PLACE DE L'ÉCOLE-DE-MÉDECINE, 2

—

1882

DES DYSPEPSIES CONSTITUTIONNELLES

ET DE LEUR TRAITEMENT

PAR LES EAUX SULFUREUSES

Il n'est pas en science Biologique, de définitions ou de notions qui ne portent l'empreinte de la méthode que l'esprit lui applique et les méthodes sont doubles. Les unes, partant du phénomène, quelque contingent, quelque mobile, quelque transitoire qu'il soit en lui-même, cherchent à établir des notions fixes avec des éléments qui ne le sont pas. Les autres, en face du phénomène qui est la variété et le nombre, remontent à l'aide du sens intime à l'Unité qui le domine et qui en établit les rapports.

La notion de dyspepsie ne pouvait échapper à cette double conception.

Dans la vérité ou dans l'erreur il s'établit invinciblement une logique, à laquelle l'esprit humain n'obéit pas toujours, et qui appelle un rapport rigoureux entre les prémisses et les conséquences.

Il semblait tout d'abord qu'un certain accord s'établissait sur l'idée, que les dyspepsies sont des syndromes morbides, très variables dans leur expression clinique, que ce sont des troubles permanents de la fonction digestive, en tant que ceux-ci ne relèvent pas d'une lésion anatomique appréciable physiquement ou chimiquement. Cet accord n'était et ne pouvait être qu'apparent.

Vis-à-vis la collection de phénomènes morbides qui formaient la dyspepsie, s'élevait la notion de cause, et celle-ci, sous le vocable de prédisposante, déterminante, etc., de nature visible et tangible, prétendait exprimer ce rapport de cause à effet que recherche l'esprit entre les phénomènes et leur substance.

Dès lors, et dans ces conditions, surgissait la définition plus intime de la dyspepsie : la dyspepsie est une mauvaise digestion. Or, comme la physiologie nous apprend que la digestion est une opération chimique, il fallait dire : la dyspepsie est une opération chimique défectueuse... Et cependant, on pouvait recueillir des aveux, tels que ceux-ci : la dyspepsie est rare dans les hôpitaux..., les lymphatiques et les scrofuleux n'y sont pas sujets... Rare dans les hôpitaux, une opération chimique défectueuse, dans les hôpitaux où abondent les maladies de causes physiologiques !

Le résultat de ceux qui ne voyaient ainsi dans la dyspepsie qu'un groupe de symptômes ne reposant que sur des causes externes, était de séparer ces groupes suivant leur apparence, de différencier, par exemple, la gastralgie, la dyspepsie simple, de faire une scission de nature entre les formes morbides, de retomber enfin dans le Nosologisme de Sauvages, qu'on ne cessait point pour cela de critiquer.

Le second résultat auquel on arrivait d'une façon aussi rigoureuse était de faire des dyspepsies, non des maladies, mais des accidents n'ayant d'autre base que la base physiologique, c'est-à-dire la digestion normale : *il n'y a pas de dyspepsie hors du travail de la digestion, elle n'existe pas entre deux digestions.*

L'observation réfutait par elle-même ces assertions par l'exposition qu'elle donnait des formes en lesquelles se résout la dyspepsie, d'irritation sécrétoire, vasculaire ou inflammatoire, névralgique, convulsive, etc., plus ou moins unies entre elles, dans les conditions de vacuité ou de plénitude, de repos ou d'activité de l'organe. Les rapports de liaison, de succession, de coïncidence avec des phénomènes de même nature que nous aurons à connaître, indiquent que la dyspepsie n'est pas une maladie du moment, une maladie de la digestion. La digestion peut être et est certainement dans ces conditions une occasion de trouble, car c'est surtout dans la mise en action d'une fonction que son trouble apparaît; mais l'occasion d'un trouble n'est pas dans le fait, sa raison d'être; nous verrons tout à l'heure ou celle-ci se trouve.

Pour arriver à éclairer la notion de dyspepsie essentielle ou idiopathique, il n'est pas d'appels qui n'aient été adressés, et en pure perte, peut-on dire, aux notions variées dont se compose toute maladie.

« La clinique ne peut donner la solution complète du problème, dit M. le Dr Raymond dans sa thèse d'agrégation (1878). Le problème clinique doit être agrandi, accru, non seulement par la notion étiologique, par la notion thérapeutique, mais encore et surtout par la notion pathogénique; celle-ci a forcément pour base l'anatomie pathologique, la physiologie pathologique, cette dernière dérivant elle-même de la physiologie normale. »

Mais l'anatomie pathologique d'un trouble fonctionnel n'existe pas; ne peut dès lors servir de base à la physiologie pathologique dérivant elle-même de la physiologie normale ! Et la notion pathogénique, que peut-elle être, sinon négative avec des éléments négatifs ! Restent la notion thérapeutique et la notion étiologique, celle-ci non pas bornée à cette causalité extérieure et diminuée de l'occasion, mais à cette causalité supérieure qui prend naissance dans l'être, le pénètre et agit en lui comme une modalité de la vie, unité, force et activité à la fois.

Nous verrons plus loin les clartés réciproques que se portent ces deux notions ; de quelle façon la médication en agissant tour à tour et en même temps sur la vitalité de l'organe malade et sur les synergies organiques, le phénomène morbide disparaît, entraînant avec lui la notion physiologique qui lui paraissait attachée et dès lors, la conception qui résulte d'un pareil spectacle.

Bien autrement donc, l'idée traditionnelle nous livre le sens des réalités.

Les expressions symptomatiques différentes que présente la dyspepsie avaient paru à Cullen dépendre d'une seule et même cause prochaine.

L'idée ancienne a été reprise et commentée.

Pour une maladie, il faut une cause interne, dit M. Pidoux ; et pour une maladie chronique, il faut une cause chronique, c'est-à-dire constitutionnelle.

« L'idée qu'en nosologie, les éléments morbides tels que névropathie, congestion, catarrhe, subinflammation, etc., simples ou associés entre eux et attachés à un organe ou à un viscère ou à un système, l'idée, disons-nous, que ces éléments morbides dans leur production sont soumis à une cause générale constitutionnelle, est acquise à une foule d'esprits aussi droits que sincères et, suivie de loin par tous ceux qu'une réserve relative à certains endroits retient encore, mais qui ne peuvent méconnaître la part de vérité que cette idée même à leurs yeux renferme.

« Rien d'étonnant que la notion de dyspepsie ne partage le sort commu.., ceux-ci disposés à ne voir dans la génèse de la maladie que l'influence de causes physiologiques, ceux-là, sans nier la valeur de ces dernières causes, forcés de reconnaître que pour produire une dyspepsie qui soit une maladie et non un accident passager, il faut plus que les causes physiologiques ne peuvent produire. »

Pour quelques auteurs, M. Pidoux en particulier, cette unité ne reste pas la même. Elle s'affaiblit, s'altère et devient un arthritisme abâtardi et dégénéré, ou un herpétisme qui ne serait qu'une dégénération de celui-ci.

Les formes morbides soumises à cette unité sont différentes d'aspect, mobiles comme siège, changeantes. L'élément congestif d'une dermatose deviendra dans le temps névralgie d'un nerf, catarrhe d'une muqueuse, névrose d'un viscère; sur un même organe, le flux stomacal s'adjoint le spasme, remplace l'élément douleur, se sépare de l'un, prend la place de l'autre, etc.

Dès lors, la communauté nosographique d'un groupe de symptômes, malgré leur diversité, est faite; les formes morbides ont leur place délimitée, l'unité qui les gouverne est entrevue et assurée : l'harmonie est établie entre les effets et leurs causes, entre les phénomènes et leur substance : toute induction est juste, toute conséquence légitime.

« Si les dyspepsies n'ont pas pour cause *immanente*, poursuit un auteur qu'on ne peut se lasser de citer, M. Pidoux, une maladie interne et profonde, elles ne sont que des symptômes tout abstraits, des troubles physiologiques sans racine dans l'économie, des ombres de maladies sans corps, de pures abstractions. »

Quelle est cette cause? Est-elle une ou multiple?

Nous n'avons pas à rentrer dans la discussion des causes générales dites diathèses ou maladies constitutionnelles, dont la définition et le sens sont dans tous les esprits. Nous n'avons qu'à rappeler les quelques considérations générales indispensables pour l'étude de notre sujet.

L'état de santé, qui théoriquement se confond dans l'esprit avec un état d'intégrité parfaite, absolue des organes et des fonctions, est un type idéal incompatible avec les conditions d'évolution, de dégénérescence et de mort de l'organisme humain. Il ne représente et ne peut représenter que ce travail de transformation lent, régulier, sans manifestation extérieure autre que celle physiologique qui constitue la vieillesse; c'est l'état de santé, tel que nous le concevons.

Plus bas que cet état de santé, voisin de la maladie, sans être la maladie, est un état intermédiaire, qui, pour devenir maladie n'a besoin que de l'occasion. Cette cause occasionnelle peut faire défaut, et la maladie est dite alors spontanée.

Force est donc d'admettre un état anormal, morbide de l'organisme qui a fait la maladie. C'est cet état anormal, cette modification intime et profonde de l'organisme qui contient] la maladie, qui est la diathèse, la maladie constitutionnelle. La maladie spontanée est son expression ordinaire.

Cette diathèse ou affection constitutionnelle se révèle à l'observation par des symptômes propres qui en sont les signes physiologiques, distincts par conséquent de la symptomatologie des maladies auxquelles elle donne naissance, et tout à fait compatible avec la santé apparente pour un temps.

Il est trois diathèses ou affections constitutionnelles, l'arthritisme, la scrofule, la syphilis; les deux premières héréditaires, la troisième acquise.

Veut-on s'assurer que chacune représente une déviation du type normal de la santé ? Que l'on considère leur évolution et les maladies qui les terminent : si la tuberculisation est commune aux deux, combien paraît propre à l'arthritisme le cancer qui en est si souvent la terminaison.

Arthritis est un mot emprunté à la manifestation articulaire du rhumatisme. Il comprend toute manifestation qui dérive soit de la goutte soit du rhumatisme. Pour en comprendre le sens, il importe de se bien pénénétrer du fait, qu'il n'est pas une manifestation arthritique, même articulaire, qui soit liée d'une façon constante à l'existence de l'affection constitutionnelle.

On peut reconnaître à l'arthritisme, soit qu'on l'observe chez l'individu ou dans sa race, trois périodes différentes, sur lesquelles notre éminent collègue, M. Sénac de Vichy, vient d'appeler l'attention (1) : 1° une période d'instauration, latente, qui ne se traduit, quand elle se traduit, que par des signes physiologiques, des manifestations si passagères, qu'elles ne peuvent constituer des états morbides ; 2° une période d'état où les manifestations morbides plus fixes méritent le nom de maladies, où elles se suivent et se remplacent dans une certaine régularité ; 3° une période ultime, dite de dégénéres-

____

(1) Notions générales sur la diathèse congestive, 1882.

cence, où les désordres fonctionnels tournent aux lésions, aux maladies organiques.

Bien des auteurs seraient tentés de rendre la dyspepsie tributaire de cette troisième période. Nous serions d'accord avec eux, mais, en admettant que la dyspepsie est d'autant plus fixe, a d'autant plus de retentissement, prend d'autant plus aux racines de la vie végétative et de relation qu'elle apparaît ou se perpétue dans cette troisième période. Mais à tout prendre, c'est à la période d'état qu'elle est à observer avec ses caractères moyens, qui permettent et facilitent sa curabilité.

Il est accepté que les lymphatiques et les scrofuleux ne sont pas sujets à la dyspepsie ! Nous croyons cette opinion erronée, et ne pouvons mettre cette erreur que sur le compte de l'idée doctrinale qui en Nosologie a multiplié les entités morbides.

Pourquoi n'avoir admis que la dyspepsie arthritique ou herpétique ? Qu'on ait eu à observer le trouble fonctionnel des viscères intérieurs dans des cas d'arthritisme ou d'herpétisme isolés, c'est là un fait sans conteste. Mais ce cas exceptionnel disparaît devant la fréquence du lymphatisme et de l'arthritisme réunis dans leur prise de possession d'un même organisme, de ce que M. Pidoux a appelé le lympho-herpétisme. Et d'un autre côté, chez le lympho-scrofuleux, le syndrome dyspepsie est parfois tellement borné à un seul symptôme ou phénomène, qu'on a pu le faire rentrer dans l'entité Nosologique, et cela d'autant mieux qu'un des caractères causal de la dyspepsie paraît manquer ou est moins apparent chez le lympho-scrofuleux, nous voulons parler de l'hérédité, celle-ci surtout manifeste dans l'arthritisme.

La transmission, en effet, de la diathèse paraît être un

fait constant. Moins constant et cependant indéniable, la transmission de la forme des manifestations morbides, — la fille aura le psoriasis de son père, le fils l'asthme de sa mère — transmission d'autant plus fatale que les deux ascendants sont arthritiques, arthritiques goutteux ou arthritiques rhumatisants, ou l'un arthritique goutteux, l'autre arthritique rhumatisant.

Ce n'est pas toujours la forme de la manifestation morbide qui est transmise, l'acte morbide en un mot, c'est parfois le trouble fonctionnel le plus proche de cet acte morbide. C'est ainsi que les ascendants de parents asthmatiques, avant de ressentir l'asthme héréditaire, éprouveront des difficultés ou des gênes de la respiration plus ou moins continues, plus ou moins intermittentes. Les enfants des migraineux ressentiront de fréquents maux de tête ou des épistaxis, etc.

Un arthritisme modéré chez les ascendants peut laisser les descendants indemnes ou reculer jusqu'à l'âge adulte toute transmission. Mais si la diathèse s'est montrée chez les ascendants intense et profonde, on observe chez les descendants des manifestations en premier de la période d'état et même de dégénérescence. Il n'est pas rare d'observer chez des enfants de l'asthme, des calculs vésicaux, des coliques hépatiques, de la gravelle urique, etc.

Avec des ascendants modérés en arthritisme, les manifestations chez l'enfant se traduisent sur des surfaces, peau ou muqueuses (érythèmes, aphthes, herpès...) La dyspepsie, accident de la période d'état, peut donc appartenir à tous les âges, enfance, adolescence, maturité, vieillesse.

Sans vouloir entrer dans une discussion à l'endroit des rapports de la goutte et du rhumatisme, c'est le moment d'avancer que certaines manifestations appartiennent également à la goutte et au rhumatisme, telles la lithiase biliaire et rénale, l'eczéma, etc.

Rarement cependant, les produits tophacés articulaires se rencontrent sans antécédents réels de goutte de la part de l'un ou l'autre des ascendants.

L'hérédité qui livre la cause constitutionnelle ou diathèse, livre aussi par le fait l'état de résistance qui lui est surajouté, résistance qui se mesure par l'état de la fonction, par le peu d'influence de la lésion sur la fonction ; il explique ce fait que certains emphysémateux, même avec un certain degré de la lésion, ne ressentent que peu ou pas d'oppression et dans l'ordre des questions qui nous occupent, il explique encore pourquoi l'intensité d'un phénomène ne mesure pas toujours la profondeur ou l'intensité de la cause, pourquoi des manifestations superficielles et transitoires chez l'ascendant, deviennent chez les descendants des manifestations fixes et intenses, et réciproquement pourquoi des manifestations nombreuses et profondes chez le père, deviennent chez le fils vagues et superficielles. N'a-t-on pas à compter avec le second ascendant, dira-t-on? Sans doute, l'état de résistance est le produit des deux facteurs ascendants ; aussi l'état de débilité, d'asthénie de l'un d'eux, suffit pour faire ou accroître l'intensité d'une manifestation morbide, alors que la diathèse chez l'autre n'est que d'une minime intensité. Nous dirons donc qu'avec la diathèse ou cause constitutionnelle se livre la force de résistance générale ou locale qui lui est adéquate, qui éloigne, atténue les manifestations et quand elles elles existent les font limitées, c'est-à-dire locales et fixes, et les laissent ainsi isolées. C'est dire implicitement que la force de la résistance diminuée prépare les manifestations constitutionnelles, dyspepsie ou autres, et c'est faire pressentir le rôle d'occasion que joue, vis-à-vis la dyspepsie, toute maladie qui déprime les forces et affaiblit les fonctions. Un grand nombre de dyspepsies symptomatiques doivent être ainsi comprises.

Parmi les éléments en lesquels se manifeste la diathèse, mentionnons la douleur, cette douleur qui non seulement se fixe sur une articulation, un muscle mais sur une surface ligamenteuse, aponévrotique et qui, par la raideur qu'elle donne, par la modification qu'elle en imprime aux parties, peut simuler une maladie à lésion cachée. Mais ce n'est pas un élément, c'est une réunion d'éléments, une syndrome qui traduisent encore l'arthritisme ; le spasme, la chaleur se joignent à la douleur, ils se présentent sous cette forme névrosique dans telle et telle région, le pharynx, le larynx....

Eh ! bien, la dyspepsie comme toute manifestation peut remplacer ces éléments, peut se traduire elle-même en ces éléments qui impriment à ses formes, les caractères de névroses. « Les dyspepsies, dit M. le professeur Lasègue, représentent des états morbides plus semblables aux névroses qu'à tout autre type ; intermittentes comme les névroses et comme elles à longues échéances, mobiles et pour ainsi dire protéiformes sur place. »

Ces actes anormaux dont nous parlons, manifestations diathésiques, se présentent souvent sans ordre ; aussi souvent, ils s'affirment dans un ordre relatif, se bornant, se limitant à une surface et sur cette surface, ils se présentent en acte simples ou doubles, pendant que sur un autre organe, apparaissent des manifestations parallèles. Ainsi, nous voyons le pityriasis de la tête et l'eczéma simple ou acnéique d'ailleurs, aller de pair avec une poussée hémorrhoïdaire et une excrétion de sable urique. Une langue fendillée, à rhagades, apparaît chez

le même qui présente de l'herpès de la muqueuse géni-
tale, et sous le traitement surgit une éruption d'aphthes.
Des manifestations viscérales de même nature peuvent
aussi se produire. Ainsi lithiase hépatique et lithiase
rénale.

Dans d'autres conditions, asthme et érythème cutané
concorderont ensemble.

De même, migraines et angine granuleuse, etc.

La dyspepsie peut avoir avec ces actes des rapports
de coïncidence, de succession, de balancement.

De toutes ces manifestations, les unes sont assez fixes,
comme les migraines qui peuvent durer une suite d'années ; d'autres sont moins fixes, plus transitoires, telles
les congestions hémorrhothales, les herpès, etc.

Nous avons cru devoir insister sur ces considérations
étiologiques, l'hérédité devant apparaître bien avérée,
alors que manquent les accidents multiples et mobiles
du rhumatisme et de la goutte.

Après ces causes générales premières, surgissent à
titre d'occasion morbide, toutes les causes secondes
comprises par les auteurs sous le nom de causes prédis-
posantes, causes déterminantes (âge, profession, milieu,
habitudes, qualités des aliments, etc.).

Ces causes constitutionnelles acquises, reste à considérer le symptôme en lui-même et les formes qu'il
présente à l'état de syndrome. Que pouvait être ce symptôme, sous quel rapport devait-il être compris dans la
doctrine qui soumet aux sens la maladie et les phénomènes ? Enonciation simple, isolement complet, rapport
exagéré faussement conçu, mécaniquement compris,
tel il devait paraître. Et de fait, coïncidant avec la
dyspepsie, comme phénomènes sympathiques ou simplement concomitants, sont mentionnés les éruptions

cutanées qui accompagnent la dyspepsie, la céphalalgie et ses localisations, les congestions plus ou moins générales qui suivent la digestion chez le dyspeptique et les phénomènes de torpeur, de paresse, de fatigue générale ou intellectuelle qui lui sont liés. Les troubles cardiaques purement fonctionnels qui peuvent apparaître en tout état organopathique, sont envisagés sous forme d'asystolie, et la dyspepsie serait symptomatique de cette attaque d'asystolie, d'autrefois en serait le prélude. Et de même des considérations relatives à la sensibilité, aux diverses sécrétions, aux divers troubles d'organes qui peuvent n'avoir avec la dyspepsie qu'un rapport d'étiologie constitutionnelle.

Considérez au contraire le dyspeptique à la lumière de l'étiologie constitutionnelle. Chez le lympho-scrofuleux, vous trouverez cette inappétence particulière, tantôt vrai sommeil de la fonction, coïncidant avec des sensations perverties (amertume, sensations variées), malgré un état normal des parties (langue rouge, point saburrale), tantôt cette inappétence liée à un certain trouble catarrhal.

Chez le même, vous rencontrerez ces congestions faciles, ces rougeurs de visage qui suivent l'ingestion alimentaire et en même temps ces palpitations cardiaques, qui simulent la lésion de l'organe, ces fatigues musculaires ou intellectuelles qui précèdent ou suivent la moindre marche, le moindre travail commencé.

A l'opposé, vous observez des phénomènes à peu près inverses en certains points, de gros mangeurs, des appétits insatiables, témoignant tout aussi bien de *l'atonie,* de *l'asthénie,* que reflètent ces troubles fonctionnels.

Rapproché par un lien de causalité évidente se dévoile

tout phénomène de catarrhe de tel ou tel organe qui a son évolution propre et jusqu'à un certain point indépendante.

Dans un autre ordre et relevant d'une cause constitutionnelle parallèle, l'arthritisme, vous observez en place d'organes pleins et larges, une langue mince, effilée, contractée, fendillée, espèce de lésion physiologique si cette opposition de mots est permise; physiologiquement aussi des muqueuses à chorion mince, transparentes, vasculaires, en place des muqueuses à chorion épais, homogènes du lympho-scrofuleux, etc. La céphalalgie prend des formes assez particulières ; rarement simple lourdeur, elle devient accès migrainiforme, douleur grave, pongitive, de reserrement, ou aiguë, tensive, en général localisée, frontale, orbitaire, occipitale, etc. C'est là la céphalalgie de la période d'évolution. Plus tard, s'y joint la forme vertigineuse que nous avons personnellement observée dans l'évolution ultime de l'arthritisme, au moment de la prise de possession d'un viscère (néphrite interstitielle) par l'affection.

A un degré équivalent se montrent, dans des conditions identiques, les troubles de sensibilité (névralgies, hyperesthésies), les congestions locales *actives* (amblyopie intermittente), tous symptômes liés à la dyspepsie, tant par un rapport de cause seconde à effet, que par un rapport de cause première.

En face de ces symptômes indirects et souvent subordonnés, se placent les symptômes directs appartenant à la dyspepsie. Ceux-ci demandent plus à être observés comme syndromes qui traduisent les formes morbides, qu'à l'état de symptômes isolés. Entendons-nous cependant sur ces derniers : Si, l'expuition pituiteuse, si la diarrhée se montrent isolément chez le lympho-scro-

fuleux, chez l'arthritique se montre de préférence, en
dehors de l'alcoolisme, ce flux spontané et jusqu'à un
certain point copieux, qu'on connaît sous le nom de
pituite stomacale, en sorte que si la prééminence d'un
symptôme, qui établit les formes, fait chez le lympho-
scrofuleux la forme catarrhale intestinale, elle fait
chez l'arthritique la forme pituiteuse stomacale. Non pas
que la diarrhée, phénomène isolé, ne puisse être de
nature arthritique, alternant avec une manifestation
arthritique, succédant à une affection cutanée réprimée
ou spontanément guérie, mais elle apparaît plus souvent au milieu de phénomènes analogues, tels que flatulences, lourdeurs, crampes, pyrosis, pituites, etc.,
contrairement à sa parallèle, la diarrhée de nature
lympho-scrofuleuse, qui reste plus isolée et particulièrement ne s'accompagne pas ou peu de catarrhe correspondant de l'estomac.

Quoi qu'il en soit, la diarrhée arthritique semble une
crise, comme le dit M. Gueneau de Mussy, qui ne trouble
pas la nutrition, participant ainsi d'un caractère actif
que n'a pas sa congénère, la lympho-scrofuleuse, plus
liée à l'état du tissu, caractère actif qu'elle perd peu à
peu pour aboutir à cette diarrhée herpétique qui atteint
profondément la nutrition.

Correspondant à sa nature de crise, le flux arthritique
est séreux, bilieux, pultacé, moins cholériforme que la
diarrhée lympho-scrofuleuse, moins continu que le flux
herpétique en lequel il dégénère. Contrairement, la diarrhée lympho-scrofuleuse est tour à tour une diarrhée
séreuse et stercorale, suivant l'occasion morbide, froid
ou constipation.

Toujours relativement à leur nature, la diarrhée
arthritique semble plutôt bornée à l'intestin grêle et ne

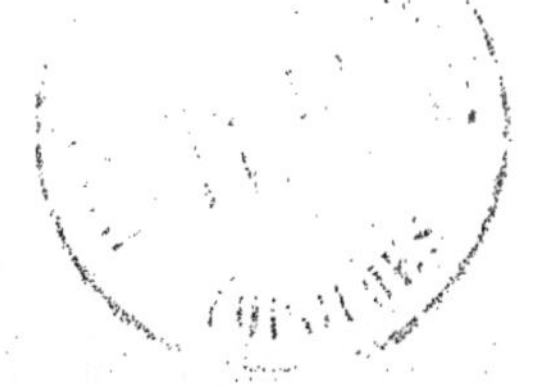

franchit pas le flux séreux que dépasse plus souvent la diarrhée lympho-scrofuleuse et herpétique qui peut aller jusqu'à la sécrétion frai de grenouille de l'exulcération ou ulcération dysentérique, celle-ci occupant de préférence la portion descendante du gros intestin. L'ulcération peut persister avec un état normal de la fonction intestinale. Nous nous souvenons avoir eu à soigner chez une jeune femme à plusieurs reprises des crises de douleur aiguë qui avaient pour point de départ l'abdomen. Nous ne trouvâmes d'autres raisons de ces crises que cette sécrétion *frai de grenouille*, sur des matières normalement moulées. Et de fait, un traitement dirigé dans le sens qui nous était indiqué, fit disparaître et la sécrétion anomale et la douleur corrélative.

Nous mettons sur le compte de l'herpétisme et de la lympho-scrofule ces diarrhées périodiques du matin suivies le soir de selles solides et que le sommeil semble avoir provoquées. M. Guéneau de Mussy les rattache à un affaiblissement de l'innervation intestinale pendant le sommeil, qui est lui-même un acte nerveux. C'est toujours l'élément qui domine dans le lympho-herpétisme et la lympho-scrofule, *l'asthénie*.

Les causes constitutionnelles, répétons-le, s'unissent, se pénètrent réciproquement de telle sorte que rares sont les cas ou la lympho-scrofule comme l'arthritisme, se partagent isolément l'évolution de l'être. Aussi, peut-on dire que dans la presque généralité des cas, l'arthritisme se trouve uni à la lympho-scrofule. Il en résulterait une difficulté pour la connaissance des éléments qui ressortissent plus particulièrement de l'une ou l'autre cause constitutionnelle, si nous n'avions pour lever le doute, la considération de la lympho-scrofule observée isolément.

La prédisposition pour la fluxion et le catarrhe que ressent tout lympho-scrofuleux,, nous amène à considérer la forme pituiteuse.

Il est certain — et l'observation de la lympho-scrofule dégagée de toute influence arthritique l'atteste, — que la lympho-scrofule crée une disposition particulière au catarrhe pituiteux, en sorte qu'étant donnée même l'action prédominante à ce sujet de l'arthritisme, c'est dans le lympho-arthritisme et dans la dégénérescence de l'arthritisme, le lympho-herpétisme, que la forme pituiteuse de la dyspepsie s'accusera. Nous trouverons donc cette forme représentée chez des individus qui reflètent le cachet physiologique qui ressort à l'une ou à l'autre diathèse, avec des manifestations propres à la lympho-scrofule, état catarrhal de la peau et des muqueuses, fatigue des organes qui en traduit « l'asthénie, », cette forme évoluant, en outre, à travers des phénomènes de même ordre arthritique, névralgies, excrétion de gravelle urique, asthme, prurit, migraines, fluxions hémorrhoïdaires, etc. Du même fait, la dyspepsie où se fera sentir l'élément lympho-scrofuleux, sera une dyspepsie gastro-intestinale : pituites d'un côté, fluxion diarrhéique de l'autre, spontanée ou provoquée, avec les caractères que nous lui avons reconnus.

Voyons, maintenant, l'effet de l'eau sulfureuse. Nous connaissons son action physiologique, qui est une action de stimulation. Etant données les conditions d'asthénie qu'imprime aux tissus et organes la lympho-scrofule, cette action de stimulation sera bien plus considérable chez le lympho-scrofuleux que chez l'arthritique. Aussi l'excitation de la fonction digestive se fera dans des limites qui varient non du moins bien au mieux comme dans l'arthritisme, mais du moins bien à l'exagération.

Voilà le lympho-scrofuleux devenu *gros mangeur*, s'il ne l'était déjà, l'intestin ressent cette réplétion et la traduit avec le temps en plus ou moins de courtes selles diarrhéiques qui accompagnent la digestion et qui n'étant pas en rapport avec la quotité de matières ingérées, indiquent un fait d'accoutumance de la part de l'organe.

Mais l'action des eaux n'est pas toujours une action graduelle qui s'exécute. C'est parfois une perturbation générale, un choc, dérivant toujours de l'irritation, mais dans des limites dépassant la moyenne et qui se traduisent dans la plupart des systèmes : le pouls est vif, la peau chaude, des mouvements congestifs se portent à la tête, il y a de l'insomnie, etc.; bref, l'organisme est disposé à cet état de crises qui précède si souvent l'amélioration ou la disparition d'une manifestation comme la la dyspepsie chez l'arthritique, car l'arthritique demeure par *essence* de sa diathèse, disposé aux crises.

Eh bien ! c'est l'élément lympho-scrofuleux qui fait la disposition à cette stimulation exagérée ; on voit dans quelle mesure il en fait profiter l'arthritisme auquel il s'unit et dans quelles conditions curatives physiologiques se trouve par conséquent le lympho-arthritique.

L'action perturbatrice des eaux sulfureuses ressort de l'excitation : elle en a donc les avantages comme les inconvénients. Quand l'organisme, qui dans toute action thérapeutique a le rôle primordial, peut à la suite et de par l'excitation, concevoir l'action tonique, celle-ci s'obtient par l'excitation simple ou par l'excitation perturbatrice et la guérison qui suit, on peut dire toujours l'action tonique générale, se conquiert ainsi. Alors, au contraire, que l'organisme qui représente la somme des forces agissantes et résistantes, ne conçoit pas celle action tonique, excitation simple comme perturbation sont ou paraissent indifférentes en ce sens que l'organisme résiste à leur impression, que les soulèvements qu'ils produisent, manquant d'unité, manquent de but jusqu'à ce que se conquièrent des conditions vitales opposées qui permettent les effets curateurs ou bien que ces conditions vitales diminuant, toute excitation devient perturbatrice, c'est-à-dire tourne en ébranlement qui prend encore aux forces de l'organisme, en action novice, en un mot, qui n'est autre qu'une reprise ou une précipitation de l'évolution morbide de l'organe affecté; évolution, qui tantôt suit sa voie, tantôt dévie de sa forme primitive. Et voilà le cancer qui devient l'aboutissant des dyspepsies herpétiques !

Que devient pendant ce temps le catarrhe gastro-intestinal ? Agissant à l'intérieur d'une façon assez obscure pour nous et dont cependant l'expression de modificateur substitutif traduit assez bien le résultat, agissant à l'extérieur comme dérivatif et perturbateur, le traitement l'atténue et l'arrête ici, le provoque là d'une façon plus ou moins intermittente pour le juguler ensuite, accusant ainsi, selon le moment, une action qui, différant de terme, arrive cependant au même résultat. Communément, l'action curative s'exerce plus rapidement sur l'intestin que sur l'estomac.

Des phénomènes particuliers mesurent cette action des eaux : quelques-uns des symptômes propres à la dyspepsie prennent naissance (lourdeurs, flatulences, pituites, pyrosis, etc.), sous l'influence de la médication sulfureuse.

Le surcroît de vitalité imprimé à l'organe produit là un fait commun, c'est-à-dire ranime le symptôme et le multiplie. En place de cette augmentation, concevez une diminution de vitalité et vous aurez un fait non moins commun, l'absence du symptôme même en face de la lésion.

L'obtention de l'action tonique générale ou locale peut se faire, du reste, en dehors de l'état physiologique de l'organe. La fluxion diarrhéique habituelle à quelque lympho-arthritique ne l'empêche pas de ressentir l'augmentation des forces et la stimulation corrélative de la fonction digestive.

Souvent donc, cette fluxion diarrhéique est provoquée par l'eau minérale; elle peut apparaître avec le retour de la fonction digestive et témoigner d'un même fait d'excitation.

Si le fait de stimulation est rapide, — il suffit parfois de trois à quatre jours de boisson pour relever l'appétit, de difficiles rendre les digestions faciles, juguler une fluxion diarrhéique née sous la première impression de l'eau sulfureuse, — d'autres fois, pour le produire, il est nécessaire de faire appel non seulement aux méthodes internes, mais aux moyens externes de la médication, de prolonger, en un mot, l'irritation physique particulière pour la rendre organique.

Au surplus, que ces symptômes appartiennent à la dyspepsie essentielle d'origine constitutionnelle, que ce soient des troubles secondaires, tantôt ils passent rapidement, d'autrefois ne passent qu'en partie (lourdeurs de régulières devenues irrégulières, etc.) ou un certain temps après le traitement thermal, d'autres fois ils persistent et le phénomène d'excitation se continuant, se traduit sur un organe : ici, c'est de la polyurie, là un dérangement intestinal modéré qui se continue; le redressement de la fonction digestive peut même accompagner l'évolution d'une lésion chronique du poumon, mais il ne persiste pas et laisse le champ libre aux fluxions diarrhéiques normales. Exceptionnellement, le retour de l'appétit est secondaire et précédé de sa diminution ; parfois incomplet aux repas du matin, il est au summum aux repas du soir.

La disparition des symptômes dyspeptiques est le plus souvent corrélative ou se fait dans un ordre de disparition assez harmonique. Il n'y a cependant pas lieu de s'étonner si des lourdeurs digestives disparaissent alors que ne s'est pas montré le moindre retour de l'appétit.

La considération de la dyspepsie peut servir de pronostic à une foule d'états vis-à-vis desquels elle est dans un certain rapport d'origine ou de complication. Voici, par exemple, un adolescent de 16 ans qui, depuis huit jours, a subi plusieurs hémoptysies ; en possession, du reste, d'antécédents héréditaires, il présente aux deux sommets des craquements humides. L'appétit d'irrégulier devient rapidement très bon, quelques troubles digestifs disparaissent également. La bronchite ou la congestion des sommets évolue favorablement et le jeune homme sort plus fort de cette épreuve. Au contraire, chez un jeune militaire de 28 ans, dans des conditions identiques d'hémoptysie l'appétit n'eût qu'un retour modéré, des flatulences s'ajoutèrent ; l'évolution morbide ne tarda pas à s'accomplir.

C'est encore à l'élément lympho-scrofule qu'on doit la production de cet état gastrique plus ou moins complet provoqué par le traitement sulfureux et ce soulèvement réactionnel est connu sous le nom de fièvre thermale.

La dilatation de l'estomac avec ses phénomènes de

clapotement, de succussion dus aux liquides non résorbés contenus dans le viscère (dyspepsie des liquides), ont été peu observés par nous, contrairement à l'opinion qui les fait communs dans les dyspepsies chroniques.

Elle appartient plus au lympho-arthritisme qu'à l'arthritisme pur et se rencontre également dans les dyspepsies jeunes et transitoires du lympho-arthritisme et les dyspepsies chroniques de l'herpétisme.

L'élément douleur qui renferme tous les termes compris entre la simple sensibilité, le moindre endolorissement de l'organe gastro-intestinal jusqu'aux crampes qui l'assiègent, spontané ou provoqué par le traitement sulfureux à l'intérieur, paraît plus du domaine de l'arthritisme. En dehors de la coïncidence qu'il peut offrir avec des phénomènes de même nature arthritiques ou lympho-scrofuleux, nous pouvons mentionner quelques particularités à eux propres. La douleur dans la lympho-scrofule est modérée, ne se présente pas sous forme d'accès comme dans l'arthritisme, n'a plus la même fixité, et si elle est facilement provoquée, elle disparaît aussi facilement sous l'influence de l'action tonique, tandis que dans l'arthritisme elle est moins sensible à l'action stimulante qu'à l'action supplémentaire de la médication alcaline. Et de même de ces phénomènes de chaleur, cuisson, pyrosis, accompagnés de sensations spasmodiques, qui du viscère stomacal s'élèvent le long du conduit œsophagien et qui font la dyspepsie acide. Il serait téméraire d'affirmer qu'ils appartiennent à la lympho-scrofule indépendante de toute nuance arthritique, quelle que soit l'affluence des phénomènes de même nature appartenant à la première et l'absence de ceux appartenant à la seconde. Il nous sera indifférent de les ranger sous l'influence du lympho-arthritisme, en faisant ressortir ce qui nous parait être propre à l'élément lympho-scrofuleux ; contrairement, en effet, aux symptômes de même ordre, d'espèce arthritique, ils passent rapidement sous l'effet d'une médication tonique et par conséquent sulfureuse. Nous tenons d'un de nos éminents collégues, qu'il a combattu avantageusement et a guéri par l'alcool les symptômes dyspeptiques ainsi compris, c'est-à-dire se rattachant à l'élément lympho-scrofuleux. Les causes constitutionnelles s'unissant, les symptômes qui leur demeurent attachés se juxtaposent et un même organisme les réunit ; on voit combien il est délicat, après l'analyse, de les rendre, chacun ou en masse, à leur cause génératrice.

On peut cependant dire que le lympho-scrofuleux traduit et à sa façon non seulement sa cause constitutionnelle, mais aussi ses réactions curatrices. Il n'est pas d'organe qui ne ressente et ne traduite l'excitation thermale. A cette excitation, au contraire, l'arthritisme qui représente la vigueur des tissus et des actions fonctionnelles, oppose une résistance d'autant plus réelle que l'arthritisme est plus jeune, moins dégénéré. Supposez sa dégénérescence et sa transformation en herpétisme, sa résistance sera affaiblie et si à cette asthénie herpétique vous ajoutez l'asthénie lympho-scrofuleuse, de fait vous aurez créé les conditions de formes nouvelles, comme la forme polyurique en laquelle se présente une fois la dyspepsie. Vous trouvez alors des lympho-herpétiques avec des phénomènes qui se rattachent à cette causalité double. Nous citons le cas d'une jeune femme observée dans les hôpitaux (service de M. le Dr Rigal qui a appelé le premier notre attention sur cette forme), qui répondait à ce tableau : comme manifestation lymphatique, adénite sous-maxillaire : insomnie, migraines, en fait d'herpétisme ; et se rattachant à l'une ou l'autre de ces causes, peut-être aux deux, des congestions cérébrales faciles, des menstruations abondantes et prolongées. Sur cet état général est enté une dyspepsie dite acide, faite de chaleur gastrique, pyrosis, etc. La quantité d'urine excrétée varie longtemps entre 3 litres et demi et 4 litres et demi, 4 litres en moyenne. La guérison ne se poursuit que lentement.

Cette polyurie, cette excitation fonctionnelle est le plus souvent l'occasion d'un départ de gravelle urique qui n'était même pas soupçonnée ; à peine si quelquefois une gêne plus ou moins lourde correspondante à la région des reins en témoigne l'existence. Quoi qu'il en soit. elle se produit d'une façon continue pendant la durée d'un traitement ou d'une manière intermittente.

Que dire de la forme flatulente de la dyspepsie ? Sa création est certainement plus artificielle que naturelle, car elle indique plutôt un phénomène qui en domine d'autres qu'un symptôme isolé : aussi sa coexistence avec ses analogues est-elle commune. Vous la rencontrez au milieu de pesanteurs, de crampes douloureuses, de fluxions diarrhéiques, assez rarement mais cependant sur un champ physiologique de lympho-scrofule dont quelque manifestation éclate, telle qu'un état catarrhal d'une ou plusieurs muqueuses. Plus fréquemment, vous l'observez unie à une forte constipation, sur un champ lympho-arthritique, qui se traduit en névralgies, arthralgies, rhumatisme musculaire, gravelle, etc.

Parfois, le tableau est plus chargé, les phénomènes de coïncidence et de rapport étant plus complets et plus intenses. Il se présente avec les détails suivants chez une jeune femme : Avant le repas, ce sont des vo-

missements pituiteux. La digestion est-elle à peine com-
mencée que des bâillements surviennent, accompagnés
de crachats liquides et bientôt de vomissements alimentaires plus ou moins complets. Vers la fin de la digestion, dans la nuit ordinairement, des gaz naissent
spontanément et en nombre et une diarrhée lientérique
copieuse suit; le lendemain, il n'y a plus place que pour
la constipation.

Par lui-même, le symptôme *flatulences*, disparaît
moins facilement sous la médication que les congéné-
res, pesanteur, pyrosis, constipation, celle-ci particulièrement ne réclamant du traitement thermal, qu'une
part très secondaire, quand elle traduit plus l'arthritisme
que le lymphatisme.

Dans le cours du traitement, au reste, et nous le ré-
pétons, tel symptôme qui n'existait pas peut apparaître
(crampes, pituites), tel autre se modifier (diarrhée simple
devenant diarrhée de constipation.)

La guérison, nous l'avons dit ou laissé entrevoir, peut
être partielle ou complète en tant qu'un, plusieurs ou
tous les symptômes disparaissent, et nous avons men-
tionné, que le phénomène *flatulences*, était le dernier à
s'évanouir. Cette disparition se fait ordinairement au
milieu de phénomènes d'excitation que suit l'action
tonique, chez le lympho-scrofuleux; chez l'arthritique,
elle se fait plus souvent à froid et, qu'on nous passe
l'expression, à travers un phénomène de l'ordre des
phénomènes critiques, comme la fluxion hémorrhoïdaire, provoquée ici par le traitement thermal, mais toujours spontanée quant à son origine.

Nous avons cru, avec la majorité des auteurs, devoir
établir des formes dyspeptiques de par l'exagération
d'un symptôme. Cette division, qui peut avoir son utilité

pour l'étude, existe peu dans la nature et doit, sinon disparaître, du moins être soumise à une plus naturelle qui aurait sa base dans la subordination des symptômes et la marche de la maladie. La forme *simple*, en effet, embrasse tous les symptômes, en ce sens qu'ils n'empiètent pas sur leurs congénères d'une façon première, et leurs rapports ainsi envisagés sont mieux perçus . . entre eux soit vis-à-vis de leur cause constitutionnelle. Il n'est pas, en effet, que des dyspepsies dites essentielles, il est des troubles gastriques symptomatiques ou sympathiques d'un état organique ou d'un trouble fonctionnel d'un organe quelconque. On peut par exemple concevoir l'influence d'un catarrhe utérin sur des troubles dyspeptiques qu'ils maintiennent ou reproduisent à nouveau ; si c'est là une occasion pour la dyspepsie essentielle de naître, et c'est le cas le plus fréquent, souvent aussi le trouble n'est que sympathique. Le catarrhe utérin peut recevoir un coup de fouet de l'excitation des eaux, et loin d'influer en plus sur le trouble dyspeptique, celui-ci s'atténue dans une proportion contraire et son amélioration précède la guérison de l'organe utérin. Autrement dit, le redressement de l'état général est une condition opposée aux manifestations des sympathies organiques.

La médication qui répond à ces formes emprunte au traitement artificiel un complément exigé, sinon nécessaire pour certains éléments, comme la douleur, le pyrosis, etc., qui, dans des cas déterminés, réclament un remède du moment, plus en rapport avec leur nature. En elle-même, la médication thermale est ordinairement mixte, c'est-à-dire est représentée par le mode externe et interne d'application des eaux ; il est donc difficile d'attribuer le redressement fonctionnel à tel ou tel mode, plutôt qu'au traitement complet. Il est des occasions cependant où l'application séparée de ces modes permet de rendre à chacun le résultat qui lui correspond. Voici un cas où une source particulière, remarquable par sa thermalité, sa sulfuration moyenne, l'élévation relative de ses sels alcalins et alcalino-terreux (source de Mauhourat), augmente l'appétit et défait la constipation. Avec des douches de 18° à 28°, disparition des flatulences, du pyrosis et des sensations douloureuses au niveau de la région. Bains et douches avaient probablement une part égale à la production d'un prurigo artificiel des membres inférieurs qui survint dans le cours et à la fin du traitement.

Ici, comme dans toutes les formes de la dyspepsie, si la guérison existe de par le traitement sulfureux, l'amélioration d'un ou plusieurs symptômes est plus cependant la règle. La guérison est mieux le fait du temps, après une saison thermale, que le fait d'un temps de saison thermale. Le bénéfice d'une saison peut même ne s'adresser à aucun des symptômes de la dyspepsie, mais à l'état général des forces.

Certes, la guérison d'une dyspepsie peut être suivie de longs jours, d'années de répit et de calme ; elle peut même être complète en ce sens que la cause affective au lieu de se manifester à nouveau sur le viscère primitivement atteint, reste latente ou changeant de siége, trouble d'autres organes et systèmes par des manifestations analogues comme actes, que ces actes aient des caractères fixes ou plus ou moins fugaces.

Ces caractères de fixité ou de fugacité tiennent-ils aux actes eux-mêmes ou en sont-ils indépendants? Il est incontestable que certaines manifestations, comme la dyspepsie, renfermant en elles-mêmes un certain nombres d'actes, ont un caractère de durabilité qui fait leur nature, caractère qu'elles partagent avec des actes simples comme la migraine. Mais il est tout aussi incontestable, que le caractère curateur de ces manifestations et la superficialité de leurs actes d'autant plus curables, tient au peu d'intensité de la cause effective et que la mesure de cette intensité se livre par le plus ou moins d'antécédents héréditaires et la force de résistance ou de vie des ascendants. C'est sur ces données enrichies de ce que peut livrer d'acquis l'individu, qu'est basée en somme le bénéfice d'un traitement thermal.

Il est un mode qui crée une résistance à la médication, c'est le mode nerveux ; pour mieux préciser, le mode où domine la vie nerveuse. Physiologiquement, on connait son influence sur la vie des tissus; l'état pathologique parait le maintenir, sinon l'exagérer. Observez plutôt le faisceau symptomatique que ce mode éveille : circulation troublée : palpitations, réfrigérations subites et partielles. Insomnie. Toux nerveuse. Perte complète de l'appétit, lourdeurs, tension douloureuse de la région : sensation de pression, de tiraillement. Et avec cette situation fonctionnelle, état en apparence normal ou du moins qui se maintient tel, de la vie végétative, de la vie de relation ! De pareilles conditions, on le comprend, masquent tout ce qui a rapport à la dypepsie : toute médication ne peut viser exclusivement que ce trouble nerveux. Est-il atteint, du reste, que tout phénomène attenant à la dyspepsie, s'il y a dyspepsie, disparait ou à peu près.

Chez ces malades, qui sont en général des femmes, pas de crainte de voir des réactions violentes ; toute excitation physique ou thermale semble s'user et ne donne lieu qu'à des réactions plus ou moins modérées, toujours très fugaces. Pour rester latente, la médication thermale n'en est pas moins utile ; elle doit être continuée par une médication artificielle dérivée de la thermale en ce sens qu'elle s'adresse à de vastes surfaces comme la peau et à leurs réactions.

Nous avons dit les rapports de coexistence des dyspepsies, manifestation arthritique, avec des phénomènes de lympho-scrofule. De part et d'autre, les symptômes peuvent être des symptômes de catarrhe : catarrhe stomacal d'un côté, catarrhe naso-pharyngien ou de l'arbre bronchique, d'un autre ; la similitude des éléments peut faire croire à la similitude de nature. Cette similitude n'est-elle qu'apparente?.... Combien donc doivent être considérés et ces questions de siège et ces symptômes en eux-mêmes, dans leurs rapports entre eux et avec des phénomènes d'ordre plus ou moins différent (nature de sécrétion, spasme ou non qui l'accompagne, gravelle urique, etc). Nous savons que sous l'action topique et générale de l'eau sulfureuse, certains phénomènes comme les crampes, etc., peuvent surgir. De même sous l'action perturbatrice de le médication thermale, des migraines qui ont un caractère curateur peuvent soudain se produire.

Des actes normaux, physiologiques, comme l'acte cataménial, peuvent avoir la même action perturbatrice avec les mêmes résultats. Cet effet simplement perturbateur peut suffire, dans des conditions générales de force, de *tonicité* fonctionnelle, sinon il a besoin pour obtenir son résultat, que la médication thermale produise ces même conditions. C'est que la guérison de la dyspepsie faite de traitements continus, variés, interrompus, repris, simples ou composés, perturbateurs ou lents et latents, exige de l'organisme des conditions locales et générales. Les premières soumises aux secondes peuvent recevoir tout l'effet de la médication artificielle qui paraît leur convenir et qui leur conviennent réellement, à en juger du moins par l'effet de cette médication; la guérison dans ce cas est facile, les conditions générales étant acquises déjà et représentées par un état de santé qui suffit. Dans un second cas, les conditions générales manquant, rendent vaine toute médication locale; c'est à les produire uniquement ou associées avec les conditions locales que la médication thermale est employée.

Sous l'action de cette restitution qui fait la force, l'harmonie, c'est-à-dire le consensus des fonctions générales, tous les phénomènes dyspeptiques peuvent disparaître, même ceux qui comme le pyrosis ne paraissent devoir accepter de médication que celle qui s'adresse à sa nature phénoménale (phénomème de réaction acide, médication alcaline); ils peuvent disparaître spontanément sous l'influence uniformément douce ou violente de la médication, cette dernière préparant mieux à la crise et parfois suivie en effet d'une de ces manifestations locales fixes, que nous avons mentionnées et appris à connaître, vrais phénomènes critiques et qui comme tels font et maintiennent la guérison.

Eaux alcalines et eaux sulfureuses se partagent le traitement de la dyspepsie essentielle. Ce traitement obéit donc à une indication. Où prendre la base de cette médication, sinon dans la considération synthétique du sujet plus que dans le symptôme qui ne dévoile pas les réalités affectives. M. Pidoux avait déjà saisi la raison de cette double médication. Si Vichy est l'aboutissant des dyspeptiques forts, des arthritiques, les eaux sulfureuses sont l'aboutissant direct des lympho-arthritiques. Lympho-scrofuleux ou lympho-arthritiques exigeront l'emploi du traitement sulfureux devant des phénomènes d'altération nutritive, d'asthénie des forces vitales et les formes nosographiques qui répondent à cette asthénie.

Ce n'est pas seulement sur la prédominance des symptômes que s'établissent les formes morbides; la réaction générale de l'être qui a sa base dans le système circulatoire, auquel s'adjoint le système nerveux, introduit une forme commune à la lympho-scrofule et à l'arthritisme, mais avec des différences particulières, la forme congestive.

La congestion est un phénomène d'ordre plus local que général et appartient plus à un ou plusieurs organes, à un département simple d'un système qu'à un système en entier. Les phénomènes sont objectifs et subjectifs. Elle se présentait sous forme de bouffée de chaleurs, à l'estomac, à la tête, à la poitrine chez un lympho-arthritique, qui en même temps excrétait de la gravelle urique, était en plus variqueux et hémorrhoïdaire.

Chez un arthritique pur, qui plus tard mourut de néphrite interstitielle, les congestions étaient plus locales encore. Subitement, il était pris d'obnubilations, de scotôme brillant de l'œil; dans une occasion, on le vit pris d'un mouvement de rotation de gauche à droite, tourner plusieurs fois sur   -même contre toute influence de sa volonté et glisse.   fin sur le sol.

Un lympho-arthritique se présente dans les conditions suivantes : c'est un homme de 36 ans. Au point de vue héréditaire, le père était goutteux, la mère lymphatique. Il est affecté de deux côtés : du côté de l'estomac, il est dyspeptique, c'est-à-dire mange peu, a du pyrosis et des lourdeurs digestives.... Les urines sont chargées d'acide urique... : du côté des muqueuses supérieures, il a du catarrhe naso et pharyngo-laryngien, compliqué de mouvements de spasme.

Quelques jours suffisent pour amener la disparition de ces deux états différents.

L'action thermale a été locale et générale ; si la première fut substitutive, la seconde n'a pu être que tonique. L'asthénie dominait donc les manifestations et leurs phénomènes.

Cette asthénie fait la rapidité comme l'intensité des congestions, celles-ci plus généralisées alors, se portant sur l'organe respiratoire, sur la circulation générale, sur la tête, et se traduisant alors en chaleurs suffocantes, vivacité, tension circulatoire, rougeurs céphaliques, céphalalgie ; parfois même la congestion se fait hémorrhagique (épistaxis, hémoptysies).

La disposition aux congestions simples ou hémorrhagiques est, du reste, la caractéristique des ces états d'asthénie que représente la lympho-scrofule ou l'élément lympho-scrofuleux, disséminé dans une foule d'actes morbides. De même que, dans ces conditions, la fatigue de l'organe appelle la fluxion, de même celle-ci s'exagère ou se maintient d'elle-même. N'est-ce pas là l'histoire de ces molimen menstruels ou la fluxion se fait longue et abondante et nécessite pour s'arrêter l'intervention de médications actives.

Quoi qu'il en soit, sous les moindres occasions extérieures ou physiologiques, comme le serait le repas, des rougeurs subites apparaissent et s'accusent à la face, accompagnées de sensations de lourdeur, de tension céphalique, etc. On conçoit la difficulté que présente dans ces conditions, un traitement thermal, qui agit principalement, surtout dans ses applications externes, par ses réactions. Il nous a été donné d'observer, à la suite de ces réactions, des cas de congestion hémorrhagique de la muqueuse nasale (épistaxis répétées) et de la muqueuse pulmonaire (hémoptysie). Chez la même personne, un verre d'eau thermale sulfureuse bu d'emblée, provoquait une forte rougeur de la face. Les cas sont rares où le sujet peut ainsi servir d'expérimentation.

Cet état réactionnel s'approprie donc, en fait de médication externe, les températures modérées uniformes ou à différence très limitée. Par l'accoutumance, les réactions s'amoindrissent et rentrent dans le domaine physiologique.

La dyspepsie, vis-à-vis la congestion, joue le rôle d'une occasion, plus spéciale peut-être que simple, par les sympathies qu'elle éveille. La congestion n'est, du reste, pas toujours un acte isolé, et dans certains organes s'accompagne de l'élément spasme qui lui est uni par un rapport soit de cause, soit de nature.

Nombreuses sont les manifestations arthritiques qui revêtent le cachet congestif, en dehors de celles qui, comme la congestion hémorrhoïdaire, jouent un rôle de phénomène critique. Quelle différence établir donc entre la congestion du lymphatique et la congestion de l'arthritique ? La différence de la nature qui préside à ce mode et qui le fait phénomène actif dans l'arthritisme, phénomène passif, *asthénique* dans la lympho-scrofule, de même que pour l'acte hémorrhagique qui prend aussi le caractère actif ou passif.

Une étude comparative, à l'endroit de la dyspepsie, se présente comme nécessaire à fin d'assurer un jugement par l'examen des conditions synthétiques qu'elle embrasse, l'ordre de ces conditions, leur subordination et la connaissance que peut donner de leur nature une thérapeutique répondant à ces conditions.

Le but de notre travail a été l'étude de la cause constitutionnelle créant les conditions vitales de la maladie et servant de base à sa division, base qui nous a paru plus réelle que celle empruntée à toute autre condition. C'est l'examen de ces conditions autres et multiples, de leur étude, du progrès qu'elles ont pu réaliser et du jugement qu'elles portent en elles, qu'il nous reste à considérer.

Préalablement, confirmons d'une autorité remarquable l'effet considérable et supérieur de la médication thermale : « Qu'est-ce que les eaux minérales, s'est demandé depuis longtemps M. Durand-Fardel? (1) Une médication excitante qui, pénétrant par toute l'économie, se mettant en rapport avec toute l'organisation, ranime les fonctions languissantes, surexcite les fonctions physiologiques, tantôt agent de révulsion, tantôt rappelant l'équilibre, le balancement des forces entre les fonctions troublées. Si maintenant, au lieu de poursuivre dans l'économie la pénétration d'un réactif chimique ou d'un dissolvant, vous vous proposez pour but de relever la tonicité de l'organisme en général et de certains organes en particulier; si vous considérez la peau, non pas seulement comme un agent d'absorption, comme un moyen de perméabilité, mais surtout comme un organe dont les fonctions sont des plus importantes à relever et à cause de sa vaste surface et à cause de la solidarité qui unit son intégrité à celle des autres fonctions, et en particulier des fonctions digestives; si vous la considérez comme une surface de révulsion sur laquelle vous pourrez essayer de développer une suractivité passagère; alors vous comprendrez tout le parti qu'on peut

(1) Bull. de thérap., t. XLII, p. 319.

tirer des moyens nombreux que possèdent les établissements thermaux.

« Le mouvement de rénovation, en effet, suscité dans nos tissus et nos fonctions par l'introduction d'un agent nouveau, n'a pas seulement sa cause dans la substance minéralisatrice, mais encore dans la combinaison, dans la réunion de sources différentes et dans les formes sous lesquelles on les emploie (demi-bains, bains plus ou moins prolongés de baignoire, de piscine, à température plus ou moins élevée, douches, etc. »

De tout temps, les pathologistes ont entrevu l'influence de l'*inertie*, de la *débilité*, de l'*atonie* dans la dyspepsie comme dans toute maladie purement fonctionnelle. Dick (1) reconnaissait même deux formes de dyspepsie par débilité musculaire, selon que les symptômes se montraient passagers ou permanents. Il faisait des flatuosités et de la constipation, les deux symptômes caractéristiques de ce que les pathologistes anglais appelaient l'état d'inertie du tube digestif, reconnaissant une autre forme de constipation de nature tout opposée, c'est-à-dire qui tiendrait à un excès d'activité du tube digestif, qui enlèverait aux aliments tous leurs principes nutritifs et ne laisserait qu'un résidu petit et dur.

L'*asthénie* (2) n'est-elle pas évidente et prouvée par le résultat thérapeutique dans le cas de cette jeune femme prise d'anorexie pendant deux ans et qui, après un accouchement, subit une fièvre typhoïde. Les préparations pepsiques et autres ne produisirent pas d'effet, les lavements vineux ramenèrent le sommeil

(1) London Med. Gaz., 1867.
(2) Bull. thérap., t. LXIV, p. 378.

et les forces, et avec eux disparut tout trouble digestif.

Elliotson (1) cite des cas où gastrodynie, pyrosis, vomissements alimentaires, etc., ont disparu sous l'influence de l'acide cyanhydrique. Il est vrai qu'il s'y joignait une mixture effervescente que l'auteur ne spécifie pas et dont il ne donne pas la formule.

Handfield Jones a employé avec succès dans certains cas de dyspepsie irritative une solution d'acide lactique, et il en recommande l'usage pour tous les cas où il y a lieu d'augmenter le ton et l'énergie de l'estomac.

Les conditions anatomiques, physiologiques, chimiques de la digestion ont été interrogées avec cette continuité, ce progrès dans les procédés, cette variété d'expérimentation, cette docilité aux généralisations ayant pour point de départ les faits et qui paraissaient les vrais bases sur lesquelles on pût édifier la notion de dyspepsie.

On a appris que le rôle de l'estomac est plus physique que chimique ; qu'il peptonise moins les albuminoïdes qu'il ne les réduit en pulpe ou en bouillie, de façon à leur faire franchir l'ouverture pylorique ; que l'aliment ne séjourne dans l'estomac qu'autant que l'exige sa division et son passage dans le duodénum, en d'autres termes que la digestion mécanique règle la durée du séjour alimentaire dans l'estomac. Et c'est là cependant l'organe qui, malgré son travail fonctionnel modéré sur les autres départements du tube intestinal, reste le siège le plus important de la dyspepsie. Autre preuve que la dyspepsie n'est point un trouble de la digestion, borné à l'acte digestif.

L'expérimentation a été consultée et a donné des

(1) Bull. thérap., t. XLVI, p. 425.

éléments sérieux de connaissance sur l'indigestibilité de certains aliments, tels que la graisse, l'alcool, etc., et leur rôle sur la production d'un liquide autre que le liquide gastrique, indigestible, provenant des capillaires, et l'excitation propre du suc gastrique par les glandes de la muqueuse, due à la présence d'aliments azotés devenus ainsi les aliments peptogènes physiologiquement et médicalement. (Leven.)

Puis sont venues les digestions artificielles qui ont fait connaître la composition, les réactions et finalement le rôle séparé et d'adjuvant de chaque liquide digestif. Ces vérités constamment contrôlées et de plus en plus pénétrées ont servi avec succès la thérapeutique et ont été légitimées par elles : le rôle antiputride du suc gastrique et de la bile et les conditions de la putridité comme l'action de la pancréatine dans un milieu alcalin, son action en partie paralysée par un milieu acide, etc. Aussi la thérapeutique a-t-elle édifié sur ces conditions chimiques des vues qui, pour être souvent exactes, ont été trop absolues. Les cas dans lesquels l'intervention des acides chlorhydrique, lactique, des ferments digestibles, pepsine, pancréatine, levain simple même, a été curatrice, sont certainement nombreux, et cependant Trousseau ne rattachait-il pas aux conditions vitales l'action de l'acide chlorhydrique quand il écrivait : «S'il fallait analyser les conditions de son succès, on trouverait celles où domine l'*asthénie* générale. » L'auteur même de la conception chimique des formes de la dyspepsie, jugeant celle où l'acide chlorhydrique paraît être en déficit, n'avance-t-il pas, que celle-ci est une *espèce provisoire* (1). Et d'un autre côté, dans une foule d'af-

(1) G. Sée, France médicale, 1881.

fections du pancréas qui auraient dû empêcher l'absorption des matières grasses, on ne retrouvait pas ces matières graisseuses dans les féces, alors qu'on les rencon-
trait, au contraire, dans les cas ou le pancréas était
trouvé sain.

La pancréatine aurait réussi dans plusieurs cas
d'obstruction biliaire suivie de troubles dyspeptiques
(vomissements presque incoercibles). Suivant la théorie,
la bile en ne ramenant pas par son alcalinité la masse
chymeuse à une acidité moyenne, l'activité digestive du
suc pancréatique aurait été inférieure et la pancréatine
absorbée aurait rétabli les conditions de digestibilité par
sa suppléance.

Langdon Down (1) a présenté à la Clinical Society de
Londres un homme de 52 ans qui, depuis deux ans et
demi, rendait quotidiennement par les garde-robes
une quantité considérable de matière graisseuse,
dans laquelle l'examen microscopique et l'analyse chimique firent découvrir des acides gras. L'urine renfer-
mait une notable quantité de sucre. Le malade avait
perdu 12 kilogr. et demi de son poids et était très affaibli
L'extrait pancréatique à la dose de 0,37 cent. fut associé
à quantité égale de poudre de malt, donné trois fois par
jour, une demi-heure après le repas. En moins de deux
mois, le sucre avait disparu de l'urine, les fèces ne présentaient plus de graisse, et après le troisième mois de
traitement, le malade avait recouvré son poids maxi-
mum.

Et sur la foi de pareils exemples cités comme simples
observations, l'auteur d'ajouter que la pancréatine a
toujours réussi chez les dyspeptiques qui, en outre des

(1) Union médicale, 1874, p. 495 et 766.

troubles gastriques (perte d'appétit, digestions labo-
rieuses, flatulences stomacales, etc.), présentaient souvent des accidents intestinaux caractérisés surtout par
de la constipation et de la diarrhée.

Elle a réussi à la condition, c'est que cette médication soit continuée assez longtemps et même reprise de
temps à autre.

Qui pourra voir dans l'exposition de ces symptômes,
une indication à l'emploi de la pancréatine? Des conditions étiologiques et vitales de la maladie qui auraient
présenté une base bien autrement sérieuse, il n'en est
pas question !

Fidèle et conséquent avec ses prémisses, le sensualisme
devait mettre ses soins dans la recherche de la patho-
génie du symptôme et du syndrome et la raison physico-
chimique du phénomène. Régurgitations acides, flatulences, sensations douloureuses, vomissement, constipation, diarrhée, recevaient l'explication qu'on peut
prévoir : tout météorisme était renfermé dans les gaz
provenant de fermentations butyrique et albuminoïde et
dans la diminution de tonicité des parois musculaires de
l'intestin : toute sensation douloureuse jusqu'aux
crampes de l'estomac, rentrait dans la contracture
spasmodique de la tunique musculaire ou la distension
exagérée de l'organe.

Relativement aux formes de la maladie, le mécanisme
de la production de la dyspepsie glandulaire est déclaré
resté obscur : est-ce une modification quantitative,
est-ce une altération qualitative du ferment pepsine?
Un excès de mucus sécrété produisant les fermentations
butyrique, acétique, telle serait la dyspepsie muqueuse !
L'*hyperkinésie* de l'intestin produisant la diarrhée et le
vomissement et ayant pour opposé l'*akinésie*, formerait

la dyspepsie par troubles de la motilité ! La dyspepsie par troubles d'innervation aurait pour facteurs l'hyperesthésie et l'anesthésie de la muqueuse ; la gastrite des ataxiques rentrerait dans cette forme ! La dyspepsie nervo-vasculaire comprendrait des troubles de la circulation générale et un trouble local : ce trouble local serait une imperméabilité des capillaires produite par leur dégénérescence granulo-graisseuse : les troubles de la circulation ne seraient autres qu'une congestion passive créée par un obstacle à son cours, congestion qui serait le point de départ d'une sécrétion anormale de mucus et d'une dilatation réflexe de tous les vaisseaux intra-abdominaux par l'excitation des extrémités intra-cardiaques, pulmonaires ou hépatiques ! etc. (1).

Les phénomènes ainsi interprétés et jugés, ne serait-ce pas le moment d'affirmer que l'esprit doit se borner à la recherche seule des conditions vitales et étiologiques des phénomènes.

C'est là l'aveu que ne peuvent refuser ceux-là mêmes habitués à ne pénétrer que les conditions chimiques des phénomènes : « L'acide urique donne de l'urée, mais de même la créatine, la glycocolle, la leucine et la tyrosine.

« Toutes ces combinaisons successives se font sous l'influence de l'oxygène et de l'eau.

« Si ces combinaisons portent sur certains produits de désassimilation plutôt que sur certains autres, il est nécessaire d'invoquer une influence vitale inconnue à l'analyse. » (2).

Toujours dans le même sens, sont qualifiés de sym-

---

(1) Raymond. Des dyspepsies. Thèse agrég., 1878.
(2) Thèse de Paris, n° 425.

ptômes généraux de la dyspepsie, par conséquent reliés
à celle-ci par un rapport d'effet à sa cause, tout phénomène, soit direct, soit sympathique ou simplement
associé à la dyspepsie, c'est-à-dire traduisant comme
celle-ci une cause constitutionnelle. Apparaissent
alors, groupés dans un ordre tout artificiel, des
symptômes de catarrhe laryngien, des palpitations
cardiaques, des fatigues intellectuelles, des phéno-
nomènes de congestion céphalique ou encéphalique,
des éruptions cutanées, des sueurs locales, etc., tout
ce qu'un organisme peut présenter d'état physiologique,
de conditions vitales constitutionnelles et de phénomènes associés, de sympathies, etc., et qui eussent dû
être rangés, en conséquence, en espèces différentes.
Mais le moyen de pouvoir reconnaître et étudier des
espèces différentes, quand est méconnue la raison supérieure de ces espèces.

Suit alors la nomenclature de toutes les variétés dyspeptiques basées sur le symptôme, sur les conditions
physiologiques, sur une condition chimique probable,
mais non certaine, dyspepsie névrosique, atonique,
muqueuse, irritative, dyspepsie des vieillards, des ado-
lescents, dyspepsie pancréatique, etc.

Aussi la dyspepsie essentielle est-elle à peine ou
point acceptée ! La dyspepsie symptomatique paraissant
la seule évidente, tous les états organiques particuliers
et pathologiques généraux qui les provoquent sont tour
à tour mentionnés, dyspepsie par affections médul-
laires, dyspepsie par affections générales de l'économie
(fièvres et phlegmasies), dyspepsie par dyscrasies san-
guines (chlorose, maladie d'Addison, pellagre, cachexie,
goitre exophthalmique), dyspepsie par empoisonnement
autochtone (maladie de Bright, intoxication urémique),

dyspepsie par agents venus du dehors (tabac, opium, chloral, phosphore, arsenic, fer, purgatifs, alcoolisme, etc.), dyspepsie des urinaires, etc. La Nosologie entière y passerait. Les dyspepsies diathésiques sont bien mentionnées, mais sans relief, noyées au milieu des dyspepsies symptomatiques dont on ne paraît pas les différencier.

La thérapeutique ne pouvait que rentrer logiquement dans la déduction commune.

Elle devenait thérapeutique des symptômes, des conditions physiques et chimiques de la maladie : à la dyspepsie douloureuse et spasmodique, étaient opposés les narcotiques ; les astringents, les amers, les stimulants hypercinétiques, à la dyspepsie atonique ; à la dyspepsie catarrhale et saburrale, les évacuants hypercriniques, les absorbants, les émollients, les révulsifs ; le régime lacté à la dyspepsie irritative et inflammatoire. La diastase et ses composés étaient soi-disant appelés à suppléer à la quantité et à la qualité de la diastase naturelle, pour les aliments amylacés ; la pepsine, pour les aliments albuminoïdes ; la pancréatine pour les trois espèces d'aliments, etc., etc.

Nous connaissons, par ailleurs, les conditions générales qui permettent le succès des médications artificielles légitimes, pour juger le : *naturam morborum curationes ostendunt.*

Nous en aurons assez dit pour marquer la vraie méthode que nécessitent nos études et exposer le sens des curations thermales dans des maladies qui ne paraissaient que peu ou pas tributaires des eaux sulfureuses.

Paris. — Typ. de A. PARENT, DAVY, successeur
29-31, rue Monsieur-le-Prince, 29-31.

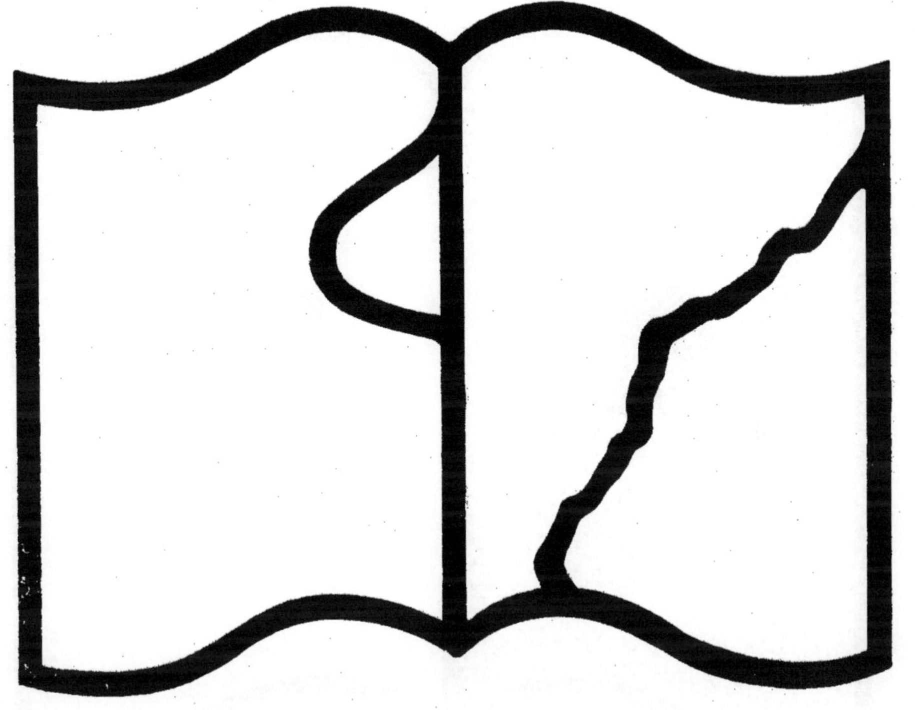

Texte détérioré — reliure défectueuse

NF Z 43-120-11

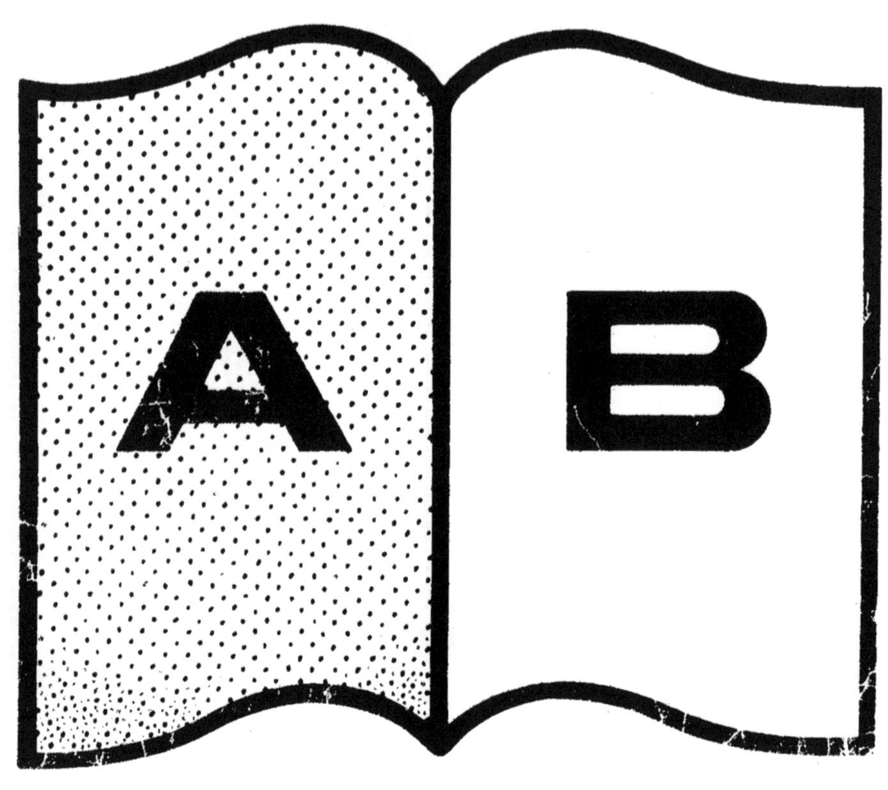

Contraste insuffisant

NF Z 43-120-14

www.ingramcontent.com/pod-product-compliance
Ingram Content Group UK Ltd.
Pitfield, Milton Keynes, MK11 3LW, UK
UKHW021715130726
13696UKWH00004B/1831